# MAÎTRISEZ LA DOULEUR EN TOUTE SÉRÉNITÉ

*SCRIPT HYPNOTIQUE*

GIULIA BATCH

*Mentions légales*

---

**Marque éditoriale :** KDP
**ISBN :** 9798860859036

*Présentation générale*

---

Ce script fait partie de ma série des textes d'hypnose et d'autohypnose.

Plongez dans un monde d'influence mentale et de transformation profonde avec cet ouvrage captivant. Si vous êtes un hypnopraticien chevronné en quête de scripts professionnels ou un amateur passionné désirant perfectionner ses compétences, ce livre est votre compagnon idéal.

Jusqu'à présent, l'univers des scripts d'hypnose était fragmenté, laissant les praticiens face au vide de l'improvisation, guidés uniquement par leur intuition. Peu savent manier les mots avec une telle adresse qu'ils résonnent dans l'esprit du patient, amorçant le changement tant recherché.

Le professionnel averti sait qu'il doit accompagner son patient à décrypter ses schémas de pensées limitantes, ses croyances et ses enchevêtrements mémoriels. En séance, il suit les étapes cruciales : induction, renforcement, suggestion, réveil, chacune étant émaillée de sous-phases essentielles. L'induction invite à créer une oasis de confort, par la détente corporelle et la conscience du souffle. Le déploiement de l'imagination captive le patient lors de l'approfondissement, le transportant dans des horizons mentaux inexplorés.

Des suggestions, qu'elles soient directes, insinuantes à travers des présuppositions, évoquées subtilement, voire non verbales, marquent le cœur de chaque phase. Focalisation, confusion, diversion et distraction sont des épices subtilement distillées.

Imaginez-vous avec le talent d'un « hypnotic text writer » et d'un « master

of hypnosis », capable de tisser des textes induisant une hypnose de qualité.
Professionnels aguerris comme novices gagneront un atout inestimable en adoptant des scripts éprouvés. Fini les tâtonnements, gagnez en temps et en succès. Pratiquants d'autohypnose ou guides entre pairs, saisissez cette chance exceptionnelle qu'offrent les scripts professionnels.
Gardez ceci à l'esprit : nul besoin de mémoriser les textes. Un trou de mémoire survient, et votre connexion au patient pourrait se couper. L'hypnose exige une vigilance constante pour observer les réactions du patient. Expérience à l'appui, une tablette facilite la tâche. Lire un script reste une alternative, voire certains proposent des enregistrements. Quelques rares praticiens opèrent sans filet, mais ceci est l'exception.
Découvrez mes scripts à la polyvalence éprouvée, conçus pour répondre avec

excellence à une variété de besoins au sein d'un public diversifié. Chaque scénario est élaboré avec le plus grand soin, dans le but de procurer une expérience optimale à chacun de nos utilisateurs.

Le processus hypnotique permet de mobiliser des régions cérébrales pour participer à la gestion de la douleur. L'hypnose met ainsi en avant la capacité formidable du cerveau à activer certains réseaux neuronaux selon les besoins du moment. L'anesthésie locale concerne toutes les modalités sensitives, tandis que l'analgésie n'est qu'une des composantes de la sensibilité.

---

## *Script : Maîtrisez la Douleur en Toute Sérénité*

Installez-vous confortablement. Lorsque vous avez décidé de fermer les yeux, un instant magique s'est créé, une seconde qui marque le commencement d'une expérience hypnotique entièrement axée sur la visualisation. C'est une expérience où les images, les sons et les sensations se matérialisent peu à peu dans le cadre de votre esprit, un cadre d'imagerie que vous élaborez avec soin, que vous forgez progressivement, tout en étant guidé par ma voix douce et apaisante. En même temps, vous êtes pleinement conscient de votre propre corps, de ses sensations, de sa position confortable là où vous vous trouvez actuellement.

Tout se déroule à votre rythme, car vous avez le pouvoir de vous relaxer à votre propre tempo. Vous pouvez déjà vous sentir parfaitement installé dans cet endroit apaisant, sur cette surface qui soutient confortablement votre corps, qui se prête généreusement à la visualisation, participant ainsi à votre confort général. Prenez un moment pour ressentir ce confort, et si vous en ressentez le besoin, n'hésitez pas à bouger légèrement, à ajuster votre posture pour être encore plus à l'aise, car votre bien-être est primordial.

À mesure que vous ralentissez votre rythme, vos ondes cérébrales deviennent de plus en plus lentes, plongeant progressivement dans un état hypnotique plus profond. Vous vous rendez compte que vous commencez à oublier les bruits inutiles qui pourraient vous distraire, car il est extrêmement agréable de laisser les choses futiles derrière soi. En fait, la meilleure chose à faire avec les choses désagréables, c'est de les oublier, de les laisser s'évanouir dans l'arrière-plan de votre conscience. C'est comme la meilleure chose à faire quand vous êtes fatigué : se reposer, se ressourcer, se détendre, surtout lorsque la fatigue provient des bruits extérieurs qui n'ont aucune importance ici.

Maintenant, alors que vous poursuivez votre voyage dans cet état de relaxation profonde, vous pouvez sentir chaque inspiration apporter un sentiment de calme et chaque expiration éliminer les soucis inutiles. Votre esprit se libère peu à peu de toutes les préoccupations, il flotte doucement vers un espace intérieur de paix et de tranquillité. C'est ici que vous pouvez vous détendre pleinement, laissant de côté tout ce qui est inutile, tout ce qui est perturbateur, et vous concentrer simplement sur le moment présent, sur votre bien-être, sur la douceur de cette expérience hypnotique.

Alors, continuez à respirer doucement, à laisser votre esprit se détendre, à explorer le merveilleux paysage de votre propre imagination. Vous êtes en contrôle, vous êtes en sécurité, et à tout moment, vous pouvez revenir à cet état de relaxation profonde chaque fois que vous le souhaitez. Profitez de cet instant précieux de paix intérieure, où tout ce qui compte, c'est le ici et maintenant, et laissez-vous emporter par l'expérience hypnotique qui s'approfondit à chaque instant qui passe.

Il est indéniable que les bruits venant de l'extérieur perdent progressivement de leur intérêt à mesure que vous vous plongez davantage dans cette expérience hypnotique de visualisation. En cet instant, ce qui capte réellement toute votre attention, c'est ma voix, cette voix qui vous guide doucement à travers un voyage hypnotique centré sur la visualisation.

Cette expérience de visualisation, vous la vivez de manière totalement personnelle. Vous avez la capacité de percevoir sans vraiment percevoir, d'entendre sans véritablement entendre, de ressentir sans nécessairement ressentir de façon concrète toutes les choses qui vous sont proposées. Car, à tout moment, votre subconscient est pleinement présent, engagé dans cette expérience, réceptif à ce qui se déroule.

Le cadre d'imagerie se dessine doucement dans votre esprit. Il s'agit d'un cadre en constante évolution, un cadre qui évolue pour vous permettre d'évoluer vous-même. Si quelque chose vient perturber votre esprit, vous avez simplement la possibilité de laisser partir ce qui vous dérange, de le relâcher pour qu'il s'éloigne de votre expérience.

Si cela vous semble opportun, vous pouvez également déléguer une partie de votre esprit pour suivre ma voix pendant que vous vous détachez temporairement de l'expérience de visualisation. Vous êtes en plein contrôle, capable de choisir la meilleure manière de participer à ce voyage hypnotique. Vous pouvez ajuster votre implication selon vos besoins et vos préférences.

Imaginez maintenant le cadre d'imagerie que vous avez créé en fermant les yeux. Dans ce cadre, laissez votre imagination s'épanouir à votre rythme. Visualisez les ondes de votre esprit qui ondulent doucement, comme les vagues d'un champ de blé qui se plient sous la caresse du vent. Ce champ de blé, qui se déplace harmonieusement sous l'influence du vent, symbolise la fluidité de votre expérience hypnotique. Vous êtes en train de vous laisser porter, tout comme les épis de blé se laissent emporter par la brise. Cette visualisation paisible et douce renforce votre sérénité et votre immersion dans l'expérience hypnotique.

Alors, continuez à suivre ma voix, à vous détendre profondément, et à explorer ce monde intérieur de visualisation. Vous êtes dans un espace sûr et bienveillant, où tout ce qui compte, c'est ce moment précis.

Laissez-vous guider par cette expérience hypnotique qui continue de se développer et de s'approfondir à chaque instant qui passe. Vous avez le pouvoir de choisir comment vous souhaitez vivre cette expérience, et votre subconscient est prêt à vous accompagner tout au long de ce voyage extraordinaire.

Bien sûr, vous pouvez continuer à explorer cet état de relaxation profonde, en imaginant que le bourdonnement de vos pensées se transforme progressivement en un doux et chaleureux sifflement du vent. Vous pouvez visualiser les épis de blé qui ondulent comme des vagues irisées, et ces ondulations deviennent de plus en plus languissantes à mesure que le vent s'apaise. Tout comme les mouvements et les bruits de votre esprit s'adoucissent, les ondes de votre pensée ralentissent, se déplaçant de plus en plus lentement, tandis que les discours de votre conscience s'apaisent. Dans votre esprit, les ondes s'étirent, s'allongent, s'aplanissent de plus en plus.

Votre respiration demeure tranquille, et vous vous détendez davantage, pendant que les bruits environnants oscillent de plus en plus lentement. Peu à peu, ils se dissipent, s'évaporant comme un nuage soufflé par une brise légère. Tout ce que vous entendez maintenant, c'est ma voix, qui résonne en écho en vous, à la fois proche et lointaine. Vous pouvez choisir d'écouter attentivement les mots, certains d'entre eux ou de simplement laisser votre corps se reposer, enveloppé par cette douce harmonie.

Permettez à votre esprit de vagabonder où il le souhaite, que ce soit vers le passé, récent ou lointain, ou bien au-delà des frontières de votre conscience actuelle. Laissez les images, les sons et les sensations créer ce cadre d'imagerie vers lequel vous vous dirigez doucement. Vous avancez vers ce cadre en empruntant un escalier mental, un escalier qui vous mène vers un état encore plus profond de relaxation.

Votre cadre d'imagerie se trouve tout en bas, au pied de cet escalier. C'est un lieu unique que vous avez créé en fermant les yeux, un endroit où votre imagination et votre subconscient s'entremêlent pour former un espace de paix et de sérénité. Vous êtes en plein contrôle de cet environnement, capable d'y apporter des modifications, de le façonner à votre guise. C'est un espace de possibilités infinies où vous pouvez explorer, apprendre et grandir.

Alors, poursuivez votre voyage dans ce cadre d'imagerie, explorez-le, laissez-vous emporter par les sensations apaisantes qu'il offre. Vous êtes dans un espace sûr et accueillant, où vous pouvez vous détendre profondément, laissant de côté les soucis et les distractions du monde extérieur. Votre subconscient est prêt à vous guider à travers cette expérience hypnotique, à vous aider à approfondir encore davantage votre état de relaxation. Profitez pleinement de cet instant précieux, où tout ce qui compte, c'est votre bien-être et votre voyage intérieur.

Bien sûr, continuons cette exploration en descendant cet escalier, un escalier qui comporte dix marches, et votre corps s'est naturellement déplacé vers la dixième marche. Dans un mouvement hypnotique, vous allez progressivement descendre, en prenant le temps de parcourir chacune des marches.

Vous atteignez maintenant la neuvième marche, la marche 9, un chiffre qui peut évoquer un regard frais et neuf sur le passé, une nouvelle perspective sur les expériences passées. Vous voilà désormais sur la huitième marche, puis sur la septième marche, continuant votre descente en toute tranquillité. Vous descendez encore, maintenant sur la sixième marche, puis la cinquième marche, vous êtes à mi-chemin entre le cadre d'éveil et ce cadre d'imagerie avec lequel vous commencez à vous sentir en contact.

Vous poursuivez votre descente vers le bas de l'escalier, maintenant sur la quatrième marche, puis la troisième marche, puis la deuxième marche. À chaque marche que vous franchissez, vous respirez dans le calme et la sécurité, sachant que vous êtes en plein contrôle de cette expérience. Vous avez atteint la première marche, et c'est à partir de là que vous avancez vers le cadre, votre cadre d'imagerie.

Cette première marche symbolise un seuil, un point de transition entre votre état conscient et cet espace d'imagerie intérieure que vous explorez. Vous êtes sur le point d'entrer pleinement dans ce cadre, un endroit que vous avez créé, où votre imagination et votre subconscient s'entrelacent pour former un espace de détente et d'exploration. C'est un lieu de possibilités infinies, où vous pouvez vivre des expériences enrichissantes, résoudre des problèmes ou simplement vous détendre profondément.

Alors, continuez à descendre dans ce cadre d'imagerie, en vous laissant porter par la sensation apaisante qu'il offre. Vous êtes dans un espace sûr et accueillant, où tout est possible, où vous pouvez être pleinement vous-même, libre de vous détendre et de vous ressourcer. Votre subconscient est prêt à vous guider à travers cette expérience, à vous aider à approfondir votre état de relaxation et à explorer tout ce que cet espace peut vous offrir.

Profitez pleinement de cet instant précieux, où tout ce qui compte, c'est votre bien-être et votre voyage intérieur. Vous avez franchi la première marche avec confiance, et vous êtes prêt à explorer les merveilles qui vous attendent dans ce cadre d'imagerie.

Depuis un certain temps, vous avez éprouvé un inconfort significatif au niveau de votre corps, une douleur persistante qui a perturbé vos activités quotidiennes ainsi que votre qualité de vie. Pour évaluer l'intensité de cette sensation, vous pourriez lui attribuer un chiffre élevé sur une échelle de 0 à 10, peut-être même un 7 ou davantage. Cet inconfort a eu un impact néfaste sur votre mobilité et a affecté différents aspects de votre existence.

Il est possible que, dans le passé, vous ayez cherché divers moyens pour surmonter cette douleur, pour la réduire ou même pour l'éliminer complètement. Vous avez peut-être essayé divers traitements médicaux ou thérapeutiques, chacun d'eux ayant des résultats variables quant à votre capacité à gérer cette douleur persistante. Cependant, malgré vos efforts, l'inconfort est demeuré un compagnon indésirable dans votre vie, se manifestant par moments de manière insupportable.

Il y a seulement quelques instants, vous avez pris la décision de fermer les yeux, une action symbolique qui reflète votre désir de plonger plus profondément en vous-même, à la recherche de solutions pour gérer, atténuer, voire éliminer cette douleur qui vous a tourmenté. Vous avez choisi de vous concentrer sur les possibilités qui existent en vous, cherchant des réponses au sein de votre propre conscience, dans l'espoir de trouver un soulagement durable et confortable pour cet inconfort.

En fermant les yeux, vous avez en quelque sorte ouvert une porte vers votre monde intérieur, un espace où réside une richesse de ressources et de potentiel. Vous avez créé un instant de calme, un moment propice à la réflexion et à l'exploration, où vous pouvez explorer votre propre capacité à gérer la douleur. Vous êtes prêt à examiner toutes les alternatives possibles, à considérer de nouvelles approches, à puiser dans votre force intérieure pour transformer cette expérience d'inconfort en une expérience de soulagement et de bien-être.

C'est un voyage personnel que vous entrepreniez en fermant les yeux, un voyage au cœur de vous-même, où vous pouvez explorer votre propre pouvoir de guérison, où vous pouvez découvrir des moyens innovants de gérer cette douleur persistante. Vous êtes dans un état de réceptivité, ouvert à l'idée que des solutions existent en vous, et vous êtes prêt à les découvrir. Cette démarche marque le début d'une aventure intérieure, où vous pouvez explorer les nombreuses possibilités qui s'offrent à vous pour transformer votre relation avec cet inconfort, pour vivre une vie plus sereine et confortable.

Lorsque vous avez pris la décision de fermer les yeux, cela a marqué un moment particulier dans votre vie, un moment où vous vous trouviez à la fois en mauvaise compagnie et en excellente compagnie. En mauvaise compagnie, car vous étiez accompagné par cette sensation inconfortable, cette douleur qui vous a tourmenté depuis un certain temps. En excellente compagnie, car vous étiez également accompagné par une intention puissante, un désir ardent, une motivation profonde de maîtriser un outil précieux : l'hypnose. Cet outil, vous l'avez recherché pour soulager, voire éliminer cette douleur précise qui a persisté dans votre corps. Vous l'avez cherché avec l'intention ferme de vous libérer de l'inconfort, de l'apaiser efficacement et rapidement. Vous avez trouvé en vous une ressource précieuse pour cela, votre main.

À travers cet instant présent, vous vous offrez une opportunité, encore et encore, de vous engager dans une pratique d'autohypnose simple et efficace. Cette pratique est à la fois captivante par sa simplicité et étonnante par sa puissance, tout comme la transe hypnotique peut être fascinante par sa facilité d'accès.

Pendant cette transe, ce discours que vous écoutez vous suggère les sensations de l'analgésie, les sensations qui vous appartiennent, qui vous sont personnelles. Ce discours capte l'attention de votre subconscient, car il est guidé par l'intention profonde de vous offrir un confort profond, autant que vous êtes motivé à vous offrir un mieux-être naturellement. Votre subconscient reçoit et absorbe chaque mot de ce discours, car il sait qu'ils sont bons pour vous. Votre subconscient prend soin de transférer ces mots exactement là où ils seront le plus utiles, à cette partie de vous qui regorge de possibilités, de capacités, de ressources. Cette partie de vous qui détient le pouvoir de soulager la douleur, par exemple.

En fermant les yeux, vous avez ouvert la porte vers une dimension intérieure, un espace où le changement est possible, où la guérison est à portée de main. Vous avez choisi de faire équipe avec votre subconscient, de travailler en harmonie avec lui pour transformer cette douleur en soulagement. Vous avez choisi de devenir l'architecte de votre propre bien-être, d'utiliser l'autohypnose comme un moyen puissant pour atteindre cet objectif.

À travers cette expérience, vous vous rapprochez de votre propre pouvoir de guérison, et vous vous découvrez de plus en plus capable de gérer la douleur de manière efficace. Votre subconscient est en train d'intégrer ces suggestions, de les transformer en actions positives, en sensations apaisantes, en soulagement tangible. Vous êtes en train de créer un changement profond et durable au sein de vous-même, en avançant vers une vie plus confortable, plus sereine, où vous êtes en contrôle de votre bien-être.

Cette invitation à exploiter votre capacité naturelle commence par vous inviter à entrer en contact avec une partie de votre propre corps : votre main. Votre main est une alliée précieuse en ce moment, elle est là, présente et disponible pour vous. Bien que cette main puisse sembler légèrement engourdie, vous pouvez ressentir sa présence, chaque doigt distinctement : votre pouce, votre index, votre majeur, votre annulaire et votre auriculaire. Vous avez la capacité de ressentir toutes les sensations que cette main peut offrir.

En ce moment précis, vous prenez conscience de l'intégralité de votre main, à la fois du dessus de la main et de la paume. Une sensation particulière émerge progressivement. Comme votre attention est particulièrement concentrée sur cette main, elle commence à s'engourdir progressivement. Cet engourdissement est à la fois fascinant et agréable, il s'installe lentement, de manière graduelle.

Votre main devient de plus en plus engourdie à mesure que cette sensation s'intensifie. Elle atteint désormais un tel degré d'engourdissement que vous pouvez ressentir comme une vague de fraîcheur qui se diffuse à travers chaque nerf, chaque muscle, chaque tendon, chaque articulation, et même chaque cellule de votre main. Cette sensation est profondément apaisante, et elle s'étend progressivement, enveloppant votre main de cette douce engourdissement qui peut vous procurer une sensation de détente profonde.

Pendant que cette sensation d'engourdissement continue de se propager à travers votre main, vous pouvez constater à quel point votre propre capacité à ressentir et à explorer les sensations est remarquable. Vous êtes en train de vous connecter avec une part de vous-même que vous n'avez peut-être pas pleinement explorée auparavant, une part de vous-même qui peut devenir un outil puissant dans votre quête de bien-être et de soulagement de l'inconfort.

Votre main reste là, engourdie et confortable, une source de sensations apaisantes qui vous relie à votre propre potentiel de transformation et de guérison. Vous avez ouvert la porte à une expérience intérieure fascinante, où vous pouvez continuer à explorer ces sensations, à les intégrer à votre propre pratique d'autohypnose, et à les utiliser pour gérer l'inconfort de manière efficace. C'est le début d'une aventure intérieure passionnante, où vous êtes le guide de votre propre bien-être, et où votre main devient le symbole de votre propre pouvoir de guérison et de transformation.

Votre main continue à devenir de plus en plus froide et engourdie, imprégnée par une sensation de froid qui semble s'être déplacée, puis étendue à travers la totalité de votre main. Chaque centimètre de votre main est imprégné de cette fraîcheur apaisante, vous la ressentez profondément. Votre main est maintenant si froide qu'elle peut naturellement et efficacement être utilisée pour apaiser, soulager, voire anesthésier.

Vous avez le pouvoir de transférer cette sensation de froid de votre main à n'importe quelle partie de votre corps qui en a besoin. Vous pouvez choisir de diriger cette sensation, de la canaliser vers cette zone spécifique qui requiert un soulagement. Prenez le temps de ressentir ce froid intense, une sensation qui se veut intensément bénéfique pour votre bien-être.

À présent, orientez à nouveau votre pensée vers cette partie de votre corps qui a besoin d'attention. Dirigez votre conscience intérieurement vers cette région spécifique. Cette partie de vous réclame un répit, elle désire ardemment obtenir ce soulagement. Cette partie précise de votre corps aspire à passer de l'inconfort qu'elle ressent actuellement à un état de confort que vous êtes pleinement capable de lui apporter.

Vous avez le pouvoir de faciliter cette transition, de permettre à cette sensation de froid apaisant de s'étendre à travers la partie de votre corps qui en a besoin. Imaginez cette sensation de fraîcheur se propageant doucement, enveloppant la zone ciblée de manière bienfaisante. Votre intention est de procurer un soulagement profond, de permettre à cette zone de se détendre et de se relâcher.

Votre subconscient est attentif à cette démarche, il est prêt à collaborer avec vous pour apporter ce soulagement. Vous êtes en pleine maîtrise de cette expérience, capable de diriger votre propre bien-être. Vous êtes le catalyseur de ce changement, offrant à cette partie de votre corps l'opportunité de passer de l'inconfort à la détente, du malaise au soulagement. Cette démarche témoigne de votre propre pouvoir de guérison et de transformation, une preuve que vous pouvez utiliser vos ressources intérieures pour favoriser votre bien-être et votre confort. Continuez à explorer cet état de calme et de soulagement, sachant que vous êtes le maître de votre propre expérience, capable d'apporter un changement positif à votre vie.

En ce moment précis, votre main s'engage dans un mouvement spontané, se soulevant doucement, à son propre rythme. Puis, elle se met en route, se dirigeant intentionnellement vers cette partie de votre corps qui nécessite un soulagement, un apaisement. Votre main se déplace en toute conscience, se positionnant au-dessus de la zone qui a besoin de confort, prête à offrir son soutien.

Elle s'installe au-dessus de cette partie spécifique de votre corps, toujours imprégnée de cette sensation d'engourdissement intense et du froid profond qui la caractérise. Votre main est maintenant précisément là où elle doit être, parfaitement alignée avec la zone qui requiert votre attention.

Le moment tant attendu est venu de transférer ces sensations d'engourdissement et de froid de votre main engourdie et glacée vers cette partie de votre corps qui en bénéficiera grandement. Les sensations se propagent progressivement, lentement, mais sûrement. Le froid pénètre cette zone précise de votre corps, votre zone d'inconfort.

Votre corps semble absorber ces sensations de froid, les intégrant doucement, comme si cette partie de vous les accueillait avec gratitude. Le froid qui s'infiltre apporte un soulagement profond, un apaisement bienvenu, créant un état de confort qui vous enveloppe doucement. Cette sensation de froid est une source de bien-être, une source de soulagement pour cette zone précise de votre corps qui en avait tant besoin.

Votre subconscient travaille en harmonie avec cette expérience, facilitant le transfert de ces sensations bénéfiques. Vous êtes le metteur en scène de ce processus, et votre intention de soulager cette partie de votre corps est maintenant en train de se réaliser. Vous êtes en contrôle de votre propre bien-être, capable de canaliser les ressources intérieures pour favoriser le soulagement, la détente et le confort.

Continuez à ressentir cette transformation en cours, cette sensation de froid apaisant qui enveloppe la zone d'inconfort. Votre main est un instrument puissant de soulagement, et votre subconscient travaille en tandem avec elle pour vous apporter le confort dont vous avez besoin. Vous êtes au cœur de cette expérience, capable de créer un changement positif dans votre propre vie, et cela témoigne de votre pouvoir de guérison et de transformation. Vous êtes dans un état de calme profond, où le bien-être et le soulagement sont à portée de main, et cela renforce votre confiance en votre capacité à gérer votre propre bien-être.

De plus en plus, votre main continue de devenir de plus en plus froide, et l'engourdissement qui l'accompagne s'intensifie. Cette sensation de froid devient de plus en plus efficace, une froideur profonde qui s'étend à chaque coin de votre main. Les sensations augmentent en intensité, créant une expérience de froid de plus en plus efficace.

Le transfert de ces sensations se poursuit, jusqu'à ce que l'analgésie complète de la zone précise de votre corps qui nécessitait un soulagement soit atteinte. À cet instant précis, votre confort est global, enveloppant l'intégralité de votre être. Vous vous ressentez incroyablement bien, et le soulagement que vous ressentez est complet. Vous êtes totalement soulagé, détendu, et complètement et totalement analgésié. C'est un état de bien-être total, où tout votre être se sent libéré de l'inconfort qui vous tourmentait.

Maintenant que vous ressentez ce confort apaisant dans tout votre corps, votre main se retire doucement. Elle se retire lentement, revenant à sa position initiale. Pendant qu'elle se déplace, les effets de cette analgésie, cette sensation de confort, restent bien en place, totalement présents et actifs.

Votre main a retrouvé sa place d'origine, et progressivement, elle commence à retrouver ses sensations normales. La froideur et l'engourdissement se retirent lentement, laissant place à la reprise des sensations naturelles de votre main. C'est un processus doux et progressif, où votre main reprend sa température normale, et l'engourdissement disparaît progressivement.

Pendant que votre main retrouve ses sensations habituelles, vous pouvez continuer à vous imprégner de cette expérience de soulagement et de bien-être. Vous avez pleinement exploré votre capacité à utiliser l'autohypnose pour apaiser et anesthésier, et cette expérience renforce votre confiance en votre propre pouvoir de guérison et de transformation.

Vous êtes maintenant dans un état de calme profond, où vous pouvez apprécier le soulagement total que vous avez apporté à cette partie de votre corps qui en avait besoin. Vous êtes libre de continuer à utiliser cette technique d'autohypnose pour gérer l'inconfort à l'avenir, sachant que vous avez un outil puissant à votre disposition pour favoriser votre bien-être et votre confort. Continuez à explorer cet état de bien-être et de soulagement, sachant que vous êtes le maître de votre propre expérience, capable de créer un changement positif dans votre vie.

Le confort global que vous avez atteint demeure inébranlable. L'analgésie de cette partie spécifique de vous persiste, elle est constamment présente et continue de vous accompagner. C'est une expérience tangible et réelle, où vous pouvez savourer un confort total, authentique et ininterrompu.

Il est extrêmement gratifiant pour vous de ressentir ce confort complet, qui est pleinement réel et concret. Vous avez découvert une ressource intérieure puissante, et vous êtes capable de l'utiliser pour apporter du soulagement et du bien-être à votre corps.

Désormais, chaque fois que vous ressentirez le besoin d'analgésier une partie de votre corps, votre main réagira instantanément en se souvenant du processus d'engourdissement et de refroidissement. Vous aussi, vous vous souviendrez, vous serez en mesure de mobiliser ces ressources pour analgésier rapidement la zone qui nécessite votre attention. Vous avez acquis une compétence précieuse qui vous permettra de gérer l'inconfort de manière naturelle et efficace.

Lorsque vous ressentirez le besoin d'analgésier ou de soulager un malaise, vous prendrez un moment pour vous installer confortablement. Vous inhalerez profondément, calmement, ouvrant ainsi la porte à l'autohypnose. Vous vous laisserez accéder à nouveau à cette expérience du moment présent, prêt à agir pour apporter le soulagement nécessaire.

Votre main, étant un instrument puissant de soulagement, agira à sa manière, efficacement et hypnotiquement, pour anesthésier ce qui doit l'être. Vous serez en pleine maîtrise de ce processus, vous pourrez l'initier à volonté et l'adapter en fonction de vos besoins spécifiques.

Vous savez maintenant que vous avez en vous la capacité d'explorer l'autohypnose pour gérer l'inconfort, devenant ainsi le gardien de votre propre bien-être. Cette compétence est un atout précieux que vous pouvez utiliser pour votre propre avantage chaque fois que vous en avez besoin. Vous êtes dans un état de calme profond, fortifié par la confiance en votre propre pouvoir de guérison et de transformation. Continuez à explorer cet état de bien-être et de soulagement, sachant que vous êtes le maître de votre propre expérience, capable de créer un changement positif dans votre vie à tout moment.

Le confort global que vous avez atteint demeure stable et inaltérable. L'analgésie de cette partie spécifique de vous perdure, étant constamment présente et continue de vous accompagner. Il s'agit d'une expérience véritablement palpable et tangible, où vous avez la possibilité de jouir d'un bien-être total, authentique et ininterrompu.

Vous ressentez une profonde satisfaction en expérimentant ce confort complet, qui se révèle authentique et concret. Vous avez fait la découverte d'une ressource intérieure puissante, et vous êtes pleinement compétent pour l'utiliser dans le but d'apporter du soulagement et du bien-être à votre corps.

Dorénavant, chaque fois que le besoin d'analgésier une partie de votre corps se fait ressentir, votre main réagit instantanément en se remémorant le processus d'engourdissement et de refroidissement. Vous aussi, vous vous souvenez aisément de la méthode, vous êtes en mesure de mobiliser ces ressources pour soulager promptement la zone qui nécessite votre attention. Vous avez acquis une compétence inestimable qui vous permettra de gérer l'inconfort de manière naturelle et efficace.

Lorsque le besoin de soulager ou d'analgésier un inconfort se présente, vous prenez un moment pour vous installer confortablement. Vous respirez profondément et paisiblement, créant ainsi un espace propice à l'autohypnose. Vous vous ouvrez de nouveau à l'expérience du moment présent, prêt à agir pour apporter le soulagement nécessaire.

Votre main, qui constitue un instrument puissant de soulagement, entre en action de manière efficace et hypnotique pour anesthésier ce qui doit l'être. Vous maîtrisez pleinement ce processus, ayant la capacité de l'initier à volonté et de l'adapter en fonction de vos besoins spécifiques.

Vous avez maintenant pleinement conscience que vous possédez la compétence d'explorer l'autohypnose pour gérer l'inconfort, devenant ainsi le gardien de votre propre bien-être. Cette compétence représente un atout inestimable que vous pouvez utiliser à votre avantage chaque fois que le besoin s'en fait sentir. Vous évoluez dans un état de sérénité profonde, renforcé par la confiance en votre propre pouvoir de guérison et de transformation. Continuez à explorer cet état de bien-être et de soulagement, sachant que vous êtes le maître de votre propre expérience, capable de créer un changement positif dans votre vie à tout moment.

Vous ressentez une profonde sensation de libération qui vous envahit, et dans cet état d'esprit, vous vous dirigez vers un tout nouvel escalier, différent de celui que vous avez emprunté pour descendre. Cet escalier est baigné de lumière, il s'élève majestueusement avec ses dix marches qui s'offrent à vous.

Vous gravissez ces marches avec une sensation de bien-être qui vous accompagne, en prenant soin de commencer par la première marche. À chaque montée, vous atteignez la deuxième marche, puis la troisième, prenant le temps de savourer les agréables sensations de libération qui vous imprègnent.

Avec entrain, vous poursuivez votre ascension en passant à la quatrième marche, puis à la cinquième. Vous vous trouvez à mi-chemin entre votre cadre d'imagerie et l'ouverture de vos yeux, montant allègrement à la sixième marche, puis à la septième, avec une connexion constante à cette sensation libératrice dans votre corps et au bien-être qui enveloppe votre esprit.

Vous atteignez la huitième marche tout en demeurant profondément connecté à ce sentiment de libération et à l'amélioration de votre état d'esprit. La neuvième marche vous accueille chaleureusement, et lorsque vous parviendrez à la dixième marche, à l'ouverture de vos yeux, vous contemplerez votre passé, votre présent, et votre avenir avec un regard totalement neuf.

À la dixième marche, prenez de profondes respirations, à votre rythme, puis ouvrez doucement les yeux, accueillant le monde qui vous entoure avec une nouvelle perspective, imprégné de cette sensation de libération et de bien-être qui vous accompagne.

*Mentions légales*

---

**Marque éditoriale :** KDP
**ISBN :** 9798860859036

Printed in France by Amazon
Brétigny-sur-Orge, FR